TROUBLE BIPOLAIRE

Un guide pour comprendre et gérer le trouble bipolaire

Amanda Allan

CONTENTS

INTRODUCTION

Tout médecin ou professionnel de la santé peut examiner une maladie mentale en utilisant les connaissances qu'il a acquises au cours de ses nombreuses années de pratique et donner des conseils sur la manière de la gérer, mais comment reconnaître les symptômes et trouver un traitement en tant que personne normale, de tous les jours ? Comment reconnaître les signes d'une collision imminente entre de graves sautes d'humeur, des semaines sans sommeil et, pire encore, le fait de ne pas savoir quand demander de l'aide ?

Les personnes atteintes d'un trouble bipolaire non diagnostiqué ou non traité ont tendance à ne pas penser très clairement pendant une période d'émotions exacerbées, ce qui, malheureusement, laisse souvent derrière elles une traînée de destruction. Les membres de leur famille peuvent être stressés et ne pas comprendre pourquoi ils se comportent ainsi alors qu'ils allaient très bien la veille, et s'efforcer de réparer les morceaux cassés que leur proche a laissés derrière lui.

Ce n'est là qu'un des nombreux scénarios auxquels une personne souffrant des symptômes du trouble bipolaire peut être confrontée chaque jour. Les conséquences de l'absence de traitement des symptômes peuvent être effrayantes, voire dangereuses, tant pour la personne concernée que pour ses proches. Cependant, il existe toujours une lumière brillante au bout de ce qui semble être un tunnel sombre et impossible. Le rétablissement et la maîtrise des symptômes du trouble bipolaire sont possibles grâce à un traitement approprié, à la volonté d'aller mieux et à l'amour et au soutien de la famille et des amis.

Ce livre n'est pas un guide à l'usage des médecins et des infirmières, rempli à ras bord de terminologie médicale et d'études de cas ; il s'agit plutôt d'une ressource pour ceux qui essaient simplement de s'aimer et de se soutenir ou d'aider un être cher à gagner la bataille contre le trouble bipolaire.

CHAPITRE 1 : QU'EST-CE QUE LE TROUBLE BIPOLAIRE ?

La maladie mentale communément appelée trouble bipolaire est évoquée dans toute la société et dans les émissions de télévision, mais elle est très rarement représentée correctement. On voit quelqu'un agir de manière irrationnelle et faire tout ce qui est en son pouvoir pour blesser les gens, ou être le suspect d'un crime brutal. Ces représentations ne font qu'accroître la stigmatisation de personnes qui mènent déjà un combat acharné contre leur propre cerveau. Peut-être que si tout le monde savait ce qu'implique cette maladie mentale et ce que vivent réellement les personnes qui en souffrent, ils soutiendraient et encourageraient davantage ceux qui cherchent désespérément de l'aide.

Qu'est-ce que le trouble bipolaire ?

Le trouble bipolaire est une maladie mentale souvent grave, qui dure toute la vie et qui est considérée, en termes simples, comme une montagne russe émotionnelle faite de hauts et de bas.

Les hauts et les bas de ces montagnes russes sont appelés manie et dépression. Les sautes d'humeur extrêmes et les conséquences qu'elles entraînent peuvent affecter tous les aspects de la vie d'une personne. Elles affectent la qualité du sommeil et le niveau d'énergie. Elles affectent l'attention et la concentration, tout en provoquant l'incapacité de penser clairement et, par conséquent, affectent le comportement et le jugement. Tous ces aspects peuvent entraîner des problèmes au travail ou à l'école, ainsi que dans les relations personnelles. Leur confiance et leur estime de soi peuvent facilement être détruites, entraînant souvent leur vie sociale avec elles. Lorsque les gens sont incapables de penser clairement, ils peuvent faire des erreurs de jugement qui peuvent les conduire à des problèmes financiers et juridiques.

Tout le monde a connu des sentiments dépressifs au moins une fois dans sa vie. Souvent reconnu comme un sentiment épuisant de tristesse et de solitude, un tel comportement affecte grandement la capacité d'une personne à être sociale et personnelle avec son entourage, malgré son désir intérieur de le faire. Ce sentiment d'être un fardeau peut donner envie de s'enfermer à l'écart de la société.

La manie se situe à l'opposé de la dépression. C'est comme boire 50 boissons énergisantes d'un coup et tomber en chute libre d'un gratte-ciel. C'est rester au lit toute la nuit, les yeux fermés, en attendant que le soleil se lève, tout en ayant la volonté et l'énergie nécessaires pour passer une journée pleine d'activités le lendemain. C'est être tellement excité à l'idée de raconter une histoire à quelqu'un que l'on oublie de respirer. C'est faire de l'exercice pendant trois heures d'affilée et avoir encore de l'énergie à revendre. C'est le cœur qui s'emballe et l'incapacité à rester assis quand on essaie de se détendre. C'est le fait d'avoir des pensées intrusives qui entraînent vos conversations dans toutes les directions, à l'exception de l'objectif de l'histoire. Parfois, ces pensées intrusives sont si extrêmes qu'elles provoquent des hallucinations et des délires. Parfois, les pensées deviennent si effrayantes que vous devez être hospitalisé pour votre propre sécurité. Après chaque chute libre, il y a un accident, et aussi haut qu'ait été ce gratte-ciel, c'est aussi bas que vous tomberez lorsque vous toucherez le fond. La destruction causée par la chute aura des conséquences, et parfois les dégâts massifs qui ont été infligés vous laisseront sur place pour tout nettoyer. Seul. Sans espoir. Déprimé.

La manie a une petite sœur moins intense, l'hypomanie. L'intensité et la gravité d'un épisode hypomaniaque sont considérées comme nettement inférieures à celles d'un épisode maniaque complet. La probabilité d'entrer dans un état de psychose est également plus faible que dans le cas de la manie. L'hypomanie peut être soit le signe avant-coureur d'un épisode maniaque complet, soit un point de transition entre un épisode maniaque et un épisode dépressif majeur.

Les symptômes ne sont pas toujours évidents, et la manie et la dépression ne sont pas toujours présentes. En fonction du niveau de stress de la personne et de sa capacité à gérer ses symptômes, une personne atteinte de cette maladie mentale peut passer de longues périodes sans épisode d'humeur majeur. Elle peut encore avoir des sautes d'humeur entre ces épisodes, mais elles ne seront pas aussi graves.

Y a-t-il une différence entre le trouble bipolaire et la maniaco-dépression ?

La réponse à cette question est à la fois oui et non. Le terme "maniaco-dépression" était à l'origine le terme utilisé pour désigner le trouble bipolaire. Il remonte à la Grèce antique, où il a été utilisé pour la première fois pour décrire les symptômes de toutes les maladies mentales fondées sur l'émotion ou l'humeur. Au fil du temps, le terme "maniaque" a été stigmatisé et est devenu moins clinique. Dans les années 1980, le diagnostic a été officiellement remplacé par celui de trouble bipolaire. Il se peut que vous entendiez les termes médicaux utilisés de manière interchangeable, mais le terme vernaculaire correct est "trouble bipolaire".

CHAPITRE 2 : QUELS SONT LES QUATRE TYPES DE TROUBLES BIPOLAIRES ?

Si vous connaissez le trouble bipolaire, il est fort probable que vous connaissiez les types 1 et 2 du trouble bipolaire. Cependant, les connaissances du grand public sur le trouble bipolaire se limitent aux types un et deux. Peu de gens savent qu'il existe en fait quatre types différents de diagnostics bipolaires, chacun ayant ses propres types de sautes d'humeur et de symptômes. Par conséquent, chacun d'entre eux s'accompagne d'exigences différentes ou de critères spécifiques afin d'obtenir un diagnostic approprié.

Trouble bipolaire un

Une personne atteinte du premier type de trouble bipolaire a connu au moins un épisode maniaque, suivi d'un épisode hypomaniaque ou dépressif. Les changements d'humeur sont très perceptibles et peuvent devenir extrêmement dangereux si la personne entame le processus de psychose. Une personne atteinte de ce type de trouble bipolaire peut ne jamais connaître d'épisode dépressif *majeur*, mais éprouver une dépression après ses épisodes maniaques.

Trouble bipolaire deux

Le fait que ce type de trouble bipolaire soit de type 2 ne signifie pas qu'il s'agit d'une forme moins grave ou moins grave que le type 1. Il provoque toujours des altérations significatives dans la vie quotidienne de la personne et constitue un diagnostic tout à fait distinct. Une personne atteinte d'un trouble bipolaire de type 2 a connu au moins un épisode dépressif majeur et un épisode hypomaniaque qui ont duré plus de deux semaines. Lorsque la personne souffrant de ces épisodes dépressifs majeurs décide de consulter un médecin, elle risque d'être diagnostiquée à tort comme souffrant uniquement de dépression en raison de l'absence de manie. Cette situation est très fréquente et, malheureusement, la personne ne reçoit pas l'aide dont elle a besoin parce que son traitement est uniquement axé sur la dépression, plutôt que sur la dépression et l'hypomanie.

Trouble cyclothymique

Ce trouble, communément appelé cyclothymie, est considéré comme faisant partie de la famille des troubles bipolaires. Les symptômes sont moins graves que ceux des troubles bipolaires 1 et 2 et se caractérisent par de nombreux épisodes dépressifs et hypomaniaques. Les sautes d'humeur et les changements sont perceptibles par rapport au comportement normal de la personne. La cyclothymie peut être très difficile à vivre, puisqu'elle passe d'une sensation de bien-être pendant quelques jours à un effondrement et à une sensation d'épouvante le lendemain. Ce trouble peut perturber la fonctionnalité de la journée de la personne et peut plus tard faire l'objet d'un diagnostic de bipolarité de type 1 ou 2. Il peut également se manifester par une comorbidité avec un trouble anxieux.

Trouble bipolaire "Autre spécifié" et "Non spécifié"

Si une personne reçoit le diagnostic de trouble bipolaire autre que spécifié et non spécifié, cela signifie que ses symptômes ou son mode de comportement ne répondent pas nécessairement aux critères du trouble bipolaire de type 1, du trouble bipolaire de type 2 ou de la cyclothymie. Ces personnes présentent toujours des variations ou des élévations anormales de l'humeur, mais leurs symptômes sont normalement liés à d'autres problèmes. Elles peuvent ressentir ces changements d'humeur anormaux en raison de problèmes d'abus d'alcool ou de drogues. Certaines personnes peuvent souffrir d'autres affections qui provoquent leurs symptômes, comme la sclérose en plaques ou la maladie de Cushing. Les symptômes peuvent perturber leur vie quotidienne, mais ne répondent pas aux critères d'un diagnostic spécifique de trouble bipolaire.

CHAPITRE 3 : QUELS SONT LES SYMPTÔMES À SURVEILLER ?

Les signes avant-coureurs du trouble bipolaire sont bien plus que des sautes d'humeur extrêmes et irrationnelles. Il y a souvent une accumulation de symptômes avant même que ne survienne le premier épisode d'humeur grave. Les quatre types de troubles bipolaires présentent les mêmes symptômes, mais tout dépend de la fréquence à laquelle chacun d'entre eux se manifeste et si tous ces symptômes forment un ensemble de comportements qui répondent à un certain critère.

Épisodes maniaques et hypomaniaques

Anormalement optimiste et nerveux

Au cours d'un épisode maniaque, une personne est considérée comme anormalement optimiste. Elle a parfois l'impression d'avoir bu tout le café de la maison et d'être anormalement nerveuse. Alors que certaines personnes décrivent leur manie comme leur donnant une énergie extraordinaire, d'autres décrivent un niveau extrême d'irritabilité. La manie n'est pas toujours synonyme d'excitation et d'énergie ; elle peut être remplie de colère et d'un sentiment constant d'irritation.

Moins de besoin de sommeil

Au fur et à mesure que la manie progresse, le besoin de sommeil se fait de moins en moins sentir. Les gens décrivent que leur cerveau vagabonde tout au long de la nuit, ou qu'ils restent éveillés toute la nuit et travaillent sur des projets parce qu'ils ont trop d'énergie pour se contenter de rester au lit. Les projets qu'ils commencent sont rarement achevés parce que quelque chose d'autre retient leur attention, ou parce qu'ils s'ennuient rapidement et en commencent un nouveau.

Des pensées inhabituellement bavardes et fugaces

Une personne qui traverse un épisode maniaque complet utilisera son excès d'énergie pour parler plus que d'habitude. Non seulement elle parle excessivement, mais elle parle souvent trop vite pour être comprise. Ses pensées rapides et fugaces font qu'il est difficile de rester dans le sujet de la conversation, et elle est constamment interrompue par ses propres pensées, ce qui l'amène à prendre une direction complètement différente de celle qu'elle avait auparavant.

Comportements addictifs et sentiments de grandeur plus marqués

Les personnes qui ont déjà une personnalité addictive peuvent trouver certains comportements addictifs plus séduisants au cours d'un épisode maniaque. Elles peuvent boire plus souvent et en plus grande quantité qu'elles ne le feraient normalement. Elles peuvent consommer des drogues, ce qui a pour effet d'amplifier leurs symptômes et de les faire durer plus longtemps. Certaines personnes ont envie de faire du shopping et de dépenser l'argent qu'elles n'ont pas pour des articles dont elles n'ont pas besoin. Elles achètent au hasard des cadeaux coûteux pour toutes les personnes qu'elles connaissent et s'endettent lourdement au passage. Au lieu de dépenser l'argent indisponible en faisant du shopping, certaines personnes choisissent de jouer. Ils passent des heures au casino jusqu'à ce qu'ils n'aient plus d'autre choix que de partir parce qu'ils ont tout perdu. Leur faux sentiment d'euphorie et leur confiance en soi exacerbée leur font croire qu'ils n'ont pas besoin de s'arrêter.

Comportements à risque et mauvaise prise de décision

Le comportement addictif qui se manifeste va de pair avec le symptôme de la prise de risques inconsidérés et d'une mauvaise prise de décision. Parfois, ces risques non calculés conduisent une personne atteinte de trouble bipolaire à devenir hypersexuelle. Le fait d'être hypersexuel avec de multiples partenaires est déjà risqué, mais la personne ne pense souvent pas à se protéger, et le manque de protection a souvent des conséquences indésirables. Certaines femmes se retrouvent enceintes à la fin de leur épisode maniaque sans savoir qui est le père, et d'autres doivent subir des tests de dépistage de maladies et d'infections sexuellement transmissibles en raison de l'absence de protection lors de l'activité sexuelle.

Hallucinations et délires

Avec l'impossibilité de dormir et les pensées intrusives constantes, plus un épisode maniaque se prolonge, plus la personne risque de tomber dans un état de psychose. Les hallucinations et la folie des grandeurs peuvent devenir si extrêmes que la personne devient un danger pour elle-même et pour son entourage. C'est à ce moment-là que l'hospitalisation doit être envisagée et exécutée calmement.

Personne ne veut être enfermé dans une chambre en observation pendant des jours, mais lorsqu'il s'agit de vivre dangereusement ou de redevenir stable, je suis sûr que vos proches préféreraient que vous obteniez l'aide dont vous avez besoin. Tous les symptômes susmentionnés peuvent apparaître lors d'un épisode maniaque ou hypomaniaque ; cependant, un épisode maniaque complet nécessite au moins trois de ces symptômes.

Épisodes dépressifs et épisodes dépressifs majeurs

Les critères d'un épisode dépressif majeur diffèrent de ceux d'un épisode maniaque complet. Un épisode maniaque nécessite trois symptômes ou plus, sinon il est considéré comme un épisode hypomaniaque. Un épisode dépressif majeur requiert cinq symptômes ou plus, faute de quoi il n'est considéré que comme un épisode dépressif.

Les symptômes d'un épisode dépressif ou d'une dépression majeure correspondent à ce que l'on peut imaginer d'une dépression. La personne ressent une tristesse et un désespoir accablants. Elle peut devenir anormalement émotive pour les moindres désagréments et pleurer fréquemment. Elle peut également s'irriter plus facilement au lieu de pleurer ou de verser des larmes. L'irritabilité est plus fréquente chez les adolescents, qui ont tendance à s'irriter plus souvent en raison de leur changement radical d'hormones.

Perte d'intérêt pour les passe-temps et le plaisir des activités

Les activités qui vous rendaient heureux auparavant ne vous intéressent peut-être plus. Les émissions de télévision que vous aimiez regarder en famille sont devenues ennuyeuses et vides de sens. Tous les projets que vous avez commencés lors de votre dernière explosion d'énergie ou de votre dernier épisode maniaque vous paraissent stupides et vous n'avez pas la capacité de vous asseoir et de les terminer. Vous ne voulez pas faire de sport ou d'exercice, en fait, vous ne voulez rien faire qui vous oblige à quitter votre lit.

Prise ou perte de poids importante

Le poids peut évoluer dans les deux sens au cours d'un épisode dépressif. Alors que certaines personnes se sentent insatiables pendant un épisode dépressif, d'autres perdent complètement l'appétit. Les crises de boulimie constantes peuvent entraîner une prise de poids importante, ce qui conduit la personne à se sentir encore plus mal dans sa peau. À l'inverse, le manque d'énergie pour se lever et manger peut exacerber la perte d'appétit, ce qui fait perdre beaucoup de poids à la personne qui se sent malade parce qu'elle est mal nourrie.

Dormir trop ou insomnie

Tout comme le poids, le sommeil peut aller d'un extrême à l'autre. L'idée d'un horaire de sommeil disparaît lorsque la personne veut simplement s'allonger dans son lit et dormir toute la journée. À l'autre extrémité, certaines personnes trouvent que leurs pensées sombres et déprimantes les empêchent de dormir, ce qui entraîne une insomnie chronique. Il se peut même qu'à un moment donné, vous soyez confronté à ces deux symptômes. Il se peut que vous dormiez trop pendant la journée et que vous ne parveniez pas à dormir normalement la nuit venue.

Agitation ou ralentissement notable des mouvements

La dépression peut rendre certaines personnes agitées. Elles ressentent le besoin de se lever et de faire quelque chose, mais n'ont pas l'énergie nécessaire pour le faire. Certaines personnes remarquent que la vie semble se dérouler plus lentement que d'habitude pendant un épisode dépressif. Cette lenteur de la vie rend la personne encore plus agitée et épuisée.

Sentiments excessifs de culpabilité inappropriée

La dépression peut vous amener à vous sentir coupable de tout ce qui se passe dans le monde, même si ce n'est pas de votre faute. Vous pouvez vous retrouver à vous excuser pour tout et avoir l'impression que si quelque chose va mal, c'est automatiquement de votre faute. Se sentir fautif et s'en vouloir pour tout ce qui arrive ne fait qu'aggraver votre état et peut vous pousser encore plus loin dans le gouffre de la dépression.

Indécision

Un épisode dépressif peut même rendre complexes des décisions simples. Voulez-vous du poulet ou du bœuf pour le dîner ? Vous ne savez pas. Voulez-vous porter du rouge ou du bleu aujourd'hui ? Vous n'en savez rien. Vous vous sentez alors coupable et désespéré parce que vous n'avez pas pu vous décider. S'il est si difficile de se décider pour un simple choix, à quel point sera-t-il difficile de prendre des décisions qui changent la vie ? Comment un adolescent peut-il décider s'il veut aller à l'université ou travailler juste après le lycée alors qu'il n'est même pas capable de décider ce qu'il doit porter ce jour-là ?

Isolement et sentiment d'être un fardeau

Le sentiment d'être sans valeur et d'avoir échoué peut vous donner l'impression d'être un fardeau pour tous ceux qui vous entourent. Vous ressentez le besoin de vous isoler pour que vos proches n'aient plus à supporter votre existence insignifiante. Il est plus facile d'être seul que d'avoir l'impression que votre famille perd son temps à essayer de vous faire sentir mieux. Il est plus facile de se mettre à l'abri que d'écouter ses proches le supplier d'obtenir l'aide dont il n'est pas digne. Vous n'êtes pas digne de leur inquiétude et de leur amour, la vie est simplement plus facile et plus tranquille dans l'isolement. Vous restez donc assis dans l'obscurité et vous ressassez vos émotions accablantes.

Idées suicidaires

Lorsqu'une personne en état dépressif majeur est tombée au fond du trou, qu'elle a repoussé tout le monde et qu'elle s'est complètement isolée, des idées suicidaires peuvent apparaître. À ce stade, elle en est venue à croire que ses sentiments de désespoir et d'inutilité étaient vrais et exacts. Elles peuvent commencer à penser que la mort est leur seul moyen d'échapper à la douleur interne qu'elles ressentent quotidiennement. Elles peuvent commencer à y penser régulièrement, ce qui est souvent suivi par l'élaboration d'un plan, et peut finalement culminer par une tentative de suicide. À ce stade, l'hospitalisation est généralement le seul moyen d'assurer leur sécurité et leur rétablissement.

Symptômes chez les enfants et les adolescents

Les symptômes du trouble bipolaire sont plus difficiles à déchiffrer chez les enfants et les adolescents. Les parents et les médecins ont du mal à déterminer si leurs sautes d'humeur rapides sont dues à une maladie mentale ou s'il s'agit simplement de leur personnalité ou d'un changement hormonal. Les enfants ont déjà du mal à être indécis et à faire des choix risqués. Comment savoir s'il s'agit d'un problème de comportement, d'immaturité ou d'un déséquilibre chimique ? Les médecins doivent être en mesure de reconnaître un modèle de ces comportements afin de poser un diagnostic précis, et il peut donc s'écouler un certain temps avant qu'un diagnostic de bipolarité ne soit posé pour un enfant ou un adolescent.

CHAPITRE 4 : COMMENT DIAGNOSTIQUER LE TROUBLE BIPOLAIRE ?

Le trouble bipolaire est une maladie mentale qui vous accompagne toute votre vie, et le seul moyen d'aller de l'avant avec succès est d'obtenir le traitement adéquat. La première étape pour obtenir ce traitement est de recevoir un diagnostic correct.

Il est temps de faire un bilan de santé

Une fois que les signaux d'alarme du trouble bipolaire ont été émis, comment faire pour obtenir un diagnostic et commencer un traitement ? Tout d'abord, vous devez prendre rendez-vous avec votre médecin de famille. Je suis sûr que vous vous demandez pourquoi vous n'appelleriez pas simplement un thérapeute pour prendre rendez-vous avec lui, mais permettez-moi de vous expliquer. Votre médecin de famille procédera à un examen physique et à un entretien au cours duquel il vous interrogera sur les symptômes que vous ressentez. Il vous demandera probablement de faire des analyses de sang. Le trouble bipolaire n'apparaîtra pas dans vos analyses sanguines, mais elles permettront de détecter d'autres maladies ou affections non traitées qui pourraient affecter votre comportement, comme une maladie thyroïdienne.

Une fois que les résultats de vos analyses sanguines auront été confirmés et que toute autre maladie aura été exclue, votre médecin pourra vous adresser à un professionnel de la santé mentale. Ce dernier, tel qu'un psychologue ou un psychiatre, vous interrogera sur vos symptômes et prendra note de vos comportements. Il vous interrogera également sur la façon dont ces symptômes affectent votre vie.

Diagnostic de la maladie bipolaire

Le trouble bipolaire est diagnostiqué lorsqu'un épisode maniaque a duré plus d'une semaine. Il peut également être diagnostiqué si l'épisode a duré moins d'une semaine mais a été suffisamment grave pour entraîner une hospitalisation. Il n'est pas nécessaire d'avoir un épisode dépressif pour poser ce diagnostic, car le trouble bipolaire de type 1 ne nécessite qu'un épisode maniaque complet pour répondre aux critères.

Diagnostic de bipolarité deux

Le trouble bipolaire deux est diagnostiqué lorsqu'un épisode dépressif majeur alterne avec une hypomanie pendant plus de deux semaines. N'oubliez pas que le trouble bipolaire deux ne nécessite pas un épisode maniaque complet. Si une personne connaît un épisode maniaque complet, elle répondra aux critères du trouble bipolaire 1 avec ce qui est considéré comme un épisode "mixte".

Diagnostic du trouble cyclothymique

Le trouble cyclothymique, ou cyclothymie, est diagnostiqué lorsqu'une personne présente des cycles constants, mais instables, d'épisodes dépressifs et hypomaniaques. Les cycles doivent durer au moins deux ans ; cependant, le trouble est diagnostiqué chez les enfants et les adolescents après un an seulement. Pour un diagnostic correct, les périodes de ces cycles instables doivent durer moins de huit semaines.

Diagnostic pour le trouble bipolaire "Autre spécifié" ou "Non spécifié".

Le diagnostic du trouble bipolaire "autre spécifié" est un peu plus délicat. Les personnes atteintes de ce type de trouble ne répondent pas aux critères d'un autre type de trouble bipolaire, mais connaissent des sautes d'humeur qui sont considérées comme anormales pour elles. Un professionnel de la santé les surveillera de près pour s'assurer que leurs symptômes ne se transforment pas en troubles bipolaires de type un ou deux.

Affections comorbides

Le diagnostic de trouble bipolaire peut s'accompagner d'un certain nombre de pathologies. Certains de ces troubles se manifestent dans d'autres parties du corps, tandis que d'autres sont d'autres maladies mentales qui peuvent accompagner les symptômes.

Le trouble anxieux est un diagnostic courant qui accompagne le trouble bipolaire. L'anxiété peut perturber la journée de n'importe qui, et perturber encore plus le fonctionnement quotidien d'une personne atteinte d'un trouble bipolaire. L'insomnie est un symptôme de l'anxiété et la difficulté à trouver un sommeil adéquat peut entraîner un stress important pour l'organisme et déclencher un épisode maniaque. Le stress supplémentaire lié à la possibilité d'une crise de panique ou d'angoisse peut pousser la personne à s'isoler encore plus pendant un épisode dépressif. Un trouble anxieux peut ne pas être diagnostiqué immédiatement, mais vous pouvez vous sentir plus sensible à votre niveau d'anxiété une fois que des médicaments sont ajoutés à votre régime quotidien.

Les troubles de l'alimentation ne sont pas rares dans le cas des troubles bipolaires, car de nombreuses personnes deviennent anxieuses ou obsédées par la quantité de nourriture qu'elles mangent pendant un épisode dépressif. De nombreuses personnes diagnostiquées avec un trouble bipolaire sont considérées comme étant en surpoids et sont plus susceptibles de souffrir de diabète et d'hypertension. Le poids peut devenir un problème lorsqu'une personne commence à se gaver pendant un état dépressif, ou en tant qu'effet secondaire de son médicament s'il lui donne plus d'appétit. Un épisode dépressif peut avoir l'effet inverse pour une autre personne et l'amener à cesser complètement de manger, ce qui lui fait perdre une quantité importante de poids à un rythme malsain. L'obsession du poids se poursuit souvent jusqu'à ce que d'autres problèmes médicaux apparaissent, comme la déshydratation et la malnutrition, ce qui nécessite des soins médicaux supplémentaires.

Le trouble déficitaire de l'attention/hyperactivité (TDAH) peut sembler n'avoir aucun rapport avec la maladie, mais il s'avère qu'il est très répandu dans la communauté bipolaire. L'incapacité à se concentrer due à d'autres symptômes et l'hyperactivité cérébrale due à un épisode maniaque constituent la recette parfaite pour provoquer un TDAH.

Les maladies cardiaques, les problèmes de thyroïde et les maux de tête chroniques ou migraines sont des problèmes médicaux qui sont en comorbidité avec le trouble bipolaire. Les risques d'obésité dus à la suralimentation peuvent avoir un impact sur la santé cardiaque et sont aggravés par un dysfonctionnement de la thyroïde. Les effets secondaires de certains médicaments provoquent des problèmes cardiovasculaires qui peuvent entraîner des maux de tête chroniques, des migraines et, éventuellement, un accident vasculaire cérébral. Si votre traitement vous fait prendre du poids, il se peut que vous deviez demander à votre médecin traitant de modifier votre traitement avant que les effets secondaires ne vous causent d'autres problèmes.

CHAPITRE 5 : QUELLES SONT LES CAUSES ET LES FACTEURS DE RISQUE DU TROUBLE BIPOLAIRE ?

Les symptômes du trouble bipolaire peuvent sembler venir de nulle part, mais quelles sont les causes de cette maladie mentale ? Les personnes atteintes sont-elles nées avec une prédisposition et, après un certain stress, les symptômes apparaissent tout simplement ? Est-ce que quelque chose que vous avez fait sans le vouloir a fait que cette maladie s'est développée au fil du temps ? Existe-t-il certains facteurs de risque qui peuvent augmenter la possibilité d'un premier épisode d'humeur majeure ?

Les causes

La cause exacte de ce qui fait qu'une personne est atteinte d'une maladie mentale, telle que le trouble bipolaire, plutôt qu'une autre, est encore inconnue. Les médecins pensent qu'un certain nombre de facteurs combinés peuvent être à l'origine du développement d'un trouble bipolaire. Certains de ces facteurs peuvent être des composants biologiques, des prédispositions génétiques ou des causes environnementales.

Pourrait-il s'agir d'un problème biologique ?

Une composante biologique pourrait expliquer pourquoi une personne est plus susceptible d'être bipolaire qu'une autre. Le câblage défectueux du cerveau et les faibles niveaux de substances chimiques transmises à travers le cerveau peuvent rendre ce dernier incapable de réguler les fluctuations de l'humeur. Ces substances chimiques, communément appelées neurotransmetteurs, sont constituées de noradrénaline, de dopamine et de sérotonine. Après avoir étudié la différence entre le cerveau d'une personne atteinte de troubles bipolaires et celui d'une personne non atteinte, les médecins sont parvenus à la conclusion que le déséquilibre de ces substances chimiques entraînait un dysfonctionnement du cerveau.

Les médecins ont également remarqué ce qui arrive au cerveau lorsque le trouble bipolaire n'est pas traité. Plus une personne atteinte de trouble bipolaire reste longtemps sans traitement, plus son cerveau est endommagé à chaque épisode d'humeur. Chaque épisode maniaque ou dépressif qu'une personne traverse en l'absence de traitement peut entraîner des problèmes à long terme au niveau de la mémoire, de la capacité d'attention, de la capacité à établir une connexion fructueuse avec le monde extérieur, de la capacité à résoudre des problèmes et de la vitesse de traitement qui permet d'absorber et de comprendre de nouvelles informations. Les résultats de ces déficiences à long terme entraînent un stress accru pour le cerveau et le corps, et font que les épisodes d'humeur durent plus longtemps, deviennent plus sévères et se produisent plus fréquemment.

S'agit-il d'une question de génétique ?

Il est très probable que l'on soit prédisposé à souffrir d'une maladie mentale grave telle que le trouble bipolaire. On sait que le trouble se transmet d'une génération à l'autre. Il est courant de voir plusieurs parents au premier degré d'une même famille souffrir de troubles bipolaires. Il n'est pas rare non plus de voir des jumeaux atteints de troubles bipolaires. Si l'un d'entre eux a été diagnostiqué avec un trouble bipolaire, la probabilité que l'autre jumeau en soit atteint augmente considérablement.

S'agit-il d'un problème environnemental ou d'une combinaison des trois ?

Même si une personne est génétiquement prédisposée ou possède les composants biologiques pour développer un trouble bipolaire, cela ne signifie pas nécessairement qu'elle en sera atteinte. Cependant, une combinaison adéquate de gènes, de déficiences biologiques et de facteurs de stress environnementaux peut provoquer une tempête parfaite pour un épisode d'humeur majeur.

Quels sont les facteurs de risque qui pourraient constituer le premier pas vers un épisode d'humeur ?

Bien sûr, le fait d'avoir un parent au premier degré atteint de bipolarité est un facteur de risque majeur. Cependant, le fait d'être confronté à des niveaux de stress élevés qui provoquent des émotions difficiles à réguler peut pousser quelqu'un vers un épisode d'humeur majeur. Les périodes de stress élevé, parfois causées par un événement traumatisant ou le décès d'un membre de la famille proche ou d'un ami, peuvent en effet faire basculer quelqu'un dans la dépression. La consommation de drogues et d'alcool augmente également la possibilité d'avoir un épisode maniaque ou dépressif à un degré encore plus élevé. Même si les médecins ne connaissent pas les causes exactes du trouble bipolaire, en connaissant les antécédents médicaux de votre famille et en vous efforçant de gérer votre niveau de stress, vous pouvez être très attentif à tout signal d'alarme ou symptôme susceptible de se manifester.

CHAPITRE 6 : COMMENT LE TROUBLE BIPOLAIRE EST-IL NORMALEMENT TRAITÉ ?

Après un diagnostic correct du trouble bipolaire, un plan de traitement sera mis en place. Un plan de traitement comporte de nombreux éléments mobiles. Certaines requièrent l'aide de professionnels de la santé, d'autres exigent que vous fassiez le travail vous-même. Le fait de s'engager pleinement dans votre rétablissement ne signifie pas que la solution sera automatiquement rapide. Parfois, vos médicaments devront être réajustés ou remplacés par d'autres en raison de leurs effets secondaires. Parfois, la thérapie peut commencer à vous faire sentir plus mal avant que vous ne vous sentiez mieux, mais suivre le traitement est un engagement à vie - même si les choses deviennent parfois difficiles.

Il est de la plus haute importance de commencer un traitement dès que possible, car vos symptômes ne feront qu'empirer au fur et à mesure qu'ils resteront sans traitement. Attendre de guérir seul est dangereux et peut avoir de graves conséquences sur votre santé, vos relations et vos performances professionnelles ou scolaires.

Psychothérapie

Il existe plusieurs types de psychothérapie utilisés dans le cadre d'un plan de traitement du trouble bipolaire. Chaque type de thérapie se concentre sur différents aspects de la gestion des symptômes et de leur impact sur la vie quotidienne. Le fait de pouvoir exprimer ce que vous ressentez et ce que vous faites de ces émotions peut réduire efficacement votre niveau de stress et vous permettre de progresser vers la guérison.

Thérapie cognitivo-comportementale

La thérapie cognitivo-comportementale (TCC) est utilisée pour transformer vos schémas de pensée et vos comportements négatifs en schémas positifs. Elle vous apprend à identifier et à utiliser des stratégies d'adaptation pour faire face aux schémas de pensée et de comportement négatifs. Après avoir identifié les schémas et utilisé les stratégies d'adaptation, vous serez en mesure de briser les schémas et de les remplacer par de nouveaux schémas positifs. Dans une étude, les personnes ayant participé à des séances de TCC de plus de 90 minutes chacune ont montré une nette amélioration de leur régulation de l'humeur et de leur capacité à rompre avec des schémas comportementaux destructeurs.

Thérapie axée sur la famille

La thérapie axée sur la famille n'est pas toujours centrée sur la famille, comme son nom l'indique. Ce type de thérapie est plutôt utilisé comme une ressource éducative que la personne et ses proches peuvent utiliser pour s'informer sur la maladie mentale et la mise en place d'un plan de traitement. Même si le thérapeute se concentre sur le patient atteint de trouble bipolaire et sur les symptômes qu'il présente, il accueille également les commentaires des membres de la famille ou des amis proches que le patient ne remarque peut-être pas ou qu'il n'ose pas exprimer à voix haute. En vous informant, ainsi que les membres de votre famille, sur la complexité du trouble bipolaire et de ses symptômes, vous augmentez les chances de réussite du traitement et du rétablissement.

Thérapie électroconvulsive

L'électroconvulsivothérapie (ECT), ou électrochocs, est un type de traitement très rarement utilisé. Elle a été utilisée comme traitement à court terme pour les personnes atteintes de troubles bipolaires qui sont extrêmement suicidaires ou qui traversent un épisode maniaque complet. L'ECT n'est pas utilisé uniquement pour les personnes qui ont un épisode maniaque complet, mais plutôt pour les personnes qui n'ont montré aucune réponse à un certain nombre de traitements. Les patients qui ont besoin d'un ECT n'ont pas fait de progrès avec les médicaments pour traiter les symptômes de leur manie ou de leur épisode dépressif majeur, ou les symptômes sont devenus si dangereux pour eux-mêmes et pour les autres qu'ils ne peuvent pas attendre que les médicaments fassent pleinement effet.

Médicaments utilisés pendant le traitement

En plus de la psychothérapie, votre plan de traitement peut inclure un type spécifique de médicament ou une combinaison de plusieurs médicaments différents. Ces médicaments appartiennent à trois catégories différentes : les stabilisateurs de l'humeur, les antipsychotiques et les antidépresseurs. Le médicament ou la combinaison de médicaments qui sont ajoutés à votre régime quotidien sont choisis en fonction de leurs effets sur la réduction de la gravité de vos symptômes. Les effets secondaires sont également pris en compte et il se peut que vous deviez changer de médicament plusieurs fois avant que votre médecin ne trouve la combinaison qui vous convient le mieux.

Stabilisateurs de l'humeur

L'objectif d'un stabilisateur d'humeur dans le cadre du traitement d'un trouble bipolaire est de traiter et de prévenir les épisodes maniaques et dépressifs dont souffre fréquemment la personne. Comme son nom l'indique, il sert à stabiliser et à réguler l'humeur d'une personne. Des médicaments, tels que le lithium, sont utilisés pour traiter la maladie bipolaire et les épisodes d'humeur afin de prévenir une rechute des symptômes. Il a également été démontré que le lithium réduit le risque de suicide chez les personnes atteintes de troubles bipolaires.

Certains médicaments sont utilisés seuls ou en association avec d'autres médicaments pour traiter les épisodes d'humeur difficile. Le stabilisateur de l'humeur, la carbamazépine, est souvent utilisé pour traiter les symptômes extrêmes de la manie qui surviennent normalement au cours du processus de cycle rapide. La lamotrigine est utilisée pour traiter tous les symptômes de la bipolarité de type 1, mais elle est utilisée plus spécifiquement pour traiter les personnes qui présentent des symptômes de dépression bipolaire.

Antipsychotiques

L'utilisation d'antipsychotiques pour traiter les symptômes et les épisodes maniaques et dépressifs peut être à long terme ou à court terme, en fonction de la sévérité et de la fréquence de ces symptômes. Ils peuvent être utilisés à court terme pour traiter et gérer les symptômes maniaques, ou à long terme pour les personnes qui ne répondent pas aux autres stabilisateurs de l'humeur. Comme l'indique le terme "antipsychotique", le but de ce médicament est de traiter les symptômes psychotiques que l'on rencontre souvent lors d'un épisode maniaque, dépressif ou mixte. Certains antipsychotiques se sont révélés capables de stabiliser l'humeur et d'agir comme un sédatif pour les personnes souffrant d'insomnie ou d'un niveau élevé d'agitation.

Ils ont également pour but de réguler le fonctionnement du cerveau en ce qui concerne la résolution de problèmes, la clarté de la pensée, la perception et l'attention portée aux détails. Les antipsychotiques agissent rapidement dans l'organisme pour réguler les schémas de pensée positifs et mettre fin aux comportements destructeurs attribués aux épisodes maniaques. Les avantages de l'utilisation des antipsychotiques ne sont toutefois pas dénués d'effets secondaires indésirables. Certains de ces médicaments entraînent une prise de poids et une augmentation de l'appétit et du cholestérol, tandis que d'autres peuvent provoquer des tremblements musculaires et de la somnolence. Les effets secondaires varient d'une personne à l'autre. Si les effets secondaires deviennent intolérables, n'hésitez pas à contacter votre médecin pour voir si un autre médicament peut vous être bénéfique sans les effets secondaires.

Antidépresseurs

Les antidépresseurs sont des médicaments facultatifs utilisés pour traiter la dépression souvent associée à la maladie bipolaire. Parfois, les stabilisateurs de l'humeur prescrits pour traiter spécifiquement la dépression bipolaire ne suffisent pas et un antidépresseur doit également être prescrit. Toutefois, les antidépresseurs sont prescrits avec prudence aux personnes atteintes d'un trouble bipolaire de type 1, car ils peuvent provoquer un épisode maniaque. Votre médecin sera très prudent lorsqu'il vous prescrira des antidépresseurs et vous donnera des instructions strictes pour que vous l'appeliez immédiatement si des symptômes maniaques ou psychotiques apparaissent après le début du traitement.

L'importance des médicaments

Les médicaments sont un élément très important de votre plan de traitement et leur utilisation conformément à la prescription est la seule façon de vous aider à vous sentir mieux. De nombreuses personnes essaient d'arrêter de prendre leurs médicaments lorsqu'elles commencent à se sentir mieux et se disent qu'elles n'ont plus besoin d'aide ou qu'elles peuvent se débrouiller seules. L'arrêt des médicaments sans supervision médicale est généralement très dangereux et entraîne la réapparition et l'aggravation des symptômes. L'arrêt des médicaments d'un seul coup peut provoquer des symptômes de sevrage qui vous rendront physiquement malade et mentalement instable.

CHAPITRE 7 : TRAITEMENTS ALTERNATIFS POUR LA GESTION DES SYMPTÔMES

Tout en traitant les symptômes du trouble bipolaire sur le plan médical, il existe également des traitements alternatifs qui peuvent être utilisés à la maison et dans la vie de tous les jours pour gérer vos symptômes. Ces traitements ne doivent pas remplacer le traitement médical, mais vous permettre d'aller plus loin dans votre rétablissement, dans l'espoir de prévenir une rechute. Le trouble bipolaire est une maladie grave qui dure toute la vie, comme nous l'avons vu précédemment, et dont le traitement est complexe en raison de la nécessité de traiter deux types de symptômes différents. Ces traitements alternatifs peuvent être utilisés parallèlement au traitement médical prescrit par un professionnel afin de réduire et de prévenir les symptômes attribués à la manie et à la dépression.

Des vitamines pour favoriser le bien-être général

La prise de médicaments et la participation à une thérapie sont essentielles à la réussite du rétablissement et à la prévention des rechutes, mais il est tout aussi important de prendre soin de sa propre santé et de faire sa part pour que le traitement fonctionne. La prise de vitamines n'est peut-être pas un traitement salvateur, mais elle constitue un moyen alternatif d'atténuer les symptômes exacerbés par la manie et la dépression.

Huiles de poisson oméga-3

L'huile de poisson oméga-3 est couramment utilisée pour favoriser la santé cardiaque et la prévention de l'arthrite, en particulier chez les personnes âgées. On la trouve dans la morue, le saumon, le thon et d'autres types de poissons, ou elle peut être prise comme supplément quotidien sous forme de pilules ou de gélules. Cependant, l'huile de poisson fait bien plus que soutenir votre cœur et réduire l'inflammation induite par l'arthrite. Pour les personnes souffrant de troubles bipolaires, elle peut contribuer à stabiliser leur humeur et les aider à se concentrer et à penser clairement. L'huile de poisson peut également diminuer la gravité des symptômes de la dépression et réduire la durée d'un épisode dépressif.

Vitamines B1 et B12

Il existe tellement de types différents de vitamine B qu'il est pratiquement impossible de savoir lequel apporte quel type de bienfaits. Pour les personnes souffrant de troubles bipolaires, les meilleures vitamines B à privilégier sont la B1 et la B12. La vitamine B1 aide à soulager les sentiments d'anxiété et d'irritabilité qui accompagnent souvent le trouble bipolaire, en particulier chez les personnes diagnostiquées avec la comorbidité d'un trouble anxieux.

Les personnes qui présentent une carence en B12 peuvent avoir plus de problèmes que les autres avec leur niveau d'énergie, la régulation de leur humeur et des épisodes maniaques et dépressifs plus graves. Alors qu'une alimentation équilibrée peut remédier à votre carence, un supplément peut également vous apporter un regain d'énergie bien nécessaire pour vous aider à passer la journée tout en stabilisant vos humeurs.

Magnésium

Les personnes bipolaires présentent également souvent une carence en magnésium. Cette carence peut entraîner davantage d'anxiété, d'irritabilité et d'insomnie pendant un épisode maniaque. Le magnésium est également utilisé pour traiter les tics induits par l'anxiété en relaxant le corps et les nerfs. Cette vitamine peut être absorbée par l'organisme grâce à un repas équilibré et à la prise d'un supplément quotidien.

Suppléments et vitamines à éviter

Toutes les vitamines ne se valent pas, surtout lorsqu'il s'agit de traiter certains symptômes bipolaires. La dernière chose que vous souhaitez est d'aggraver vos symptômes lorsque vous essayez de les soulager. Il a été démontré que le ginkgo biloba améliore considérablement la mémoire à court terme et la concentration, mais il peut aussi rendre inefficaces certains médicaments contre la maladie bipolaire. Rendre votre médicament inefficace ne fera que nuire à vos progrès et pourrait entraîner une rechute de vos symptômes.

Le millepertuis peut faire des merveilles pour les personnes qui prennent des antidépresseurs pour combattre les symptômes de la dépression, mais il doit être utilisé avec une extrême prudence pour les personnes souffrant de troubles bipolaires. Tout comme un médecin prescripteur doit faire preuve d'une extrême prudence lorsqu'il ajoute un antidépresseur à un régime de médicaments bipolaires, l'utilisation de ce supplément pourrait entraîner un épisode maniaque complet.

Méditation

La méditation est pratiquée depuis des siècles pour bénéficier de la pleine conscience et de la relaxation du corps entier. L'utilisation de la respiration profonde et d'affirmations positives pour réduire l'anxiété et modifier les schémas de pensée négatifs s'est avérée utile pour des millions de personnes dans le monde. Tous ces avantages sont formidables, mais comment le fait de détendre son corps et de dire du bien de soi peut-il aider une personne atteinte d'un trouble bipolaire ? Les chercheurs ont réalisé de nombreuses études et, même si elles ne portaient pas sur tous les symptômes du trouble bipolaire, il a été démontré que la méditation et la pleine conscience amélioraient considérablement les symptômes de l'anxiété et de la dépression chez de nombreuses personnes. Être capable de rester assis et de penser positivement à soi pendant un épisode dépressif semble ne pas être une mince affaire, mais apprendre à votre corps à se détendre et à vivre dans le présent peut résoudre vos sentiments de désespoir. En concentrant votre attention sur votre respiration et sur les sensations physiques de relaxation dans votre corps, vous pouvez relâcher les rênes de la culpabilité quotidienne dont vous êtes constamment affligé. La capacité à détendre votre corps surstimulé et tendu peut faire naître un sentiment de paix intérieure dans votre cerveau, plutôt que l'éternel chaos auquel vous vous êtes habitué.

La méditation n'est pas une solution miracle pour les personnes atteintes de troubles bipolaires, ni pour les personnes qui n'en souffrent pas. L'introduction de la pratique de la pleine conscience dans votre emploi du temps quotidien vous apprendra à relâcher vos impulsions naturelles qui vous poussent à être constamment sur la brèche. Apprendre à votre corps qu'il est capable de se sentir mentalement et physiquement détendu et moins anxieux peut améliorer la qualité de votre sommeil, tout en réduisant la fréquence et la gravité de l'insomnie. Les effets bénéfiques se font sentir au fil du temps, tout comme votre traitement médical. Il est essentiel de faire preuve de patience et de s'engager à aller mieux.

Pourquoi la méditation est-elle un excellent moyen d'atténuer les symptômes ?

La raison pour laquelle la méditation est un excellent traitement alternatif pour aider à soulager vos symptômes réside dans ses quatre composantes principales : l'environnement, la posture, l'attention et l'attitude. L'environnement nécessaire à une méditation réussie doit être un endroit calme où la personne ne peut pas être dérangée. Les personnes atteintes de troubles bipolaires ont du mal à se concentrer sur la tâche à accomplir s'il y a des distractions autour d'elles, et le fait de les éliminer élimine le stress lié au fait que leur attention est attirée dans une autre direction.

Les postures requises pour la méditation ne sont pas des postures de restriction, mais des postures de confort. Le trouble bipolaire peut rendre difficile le fait d'être à l'aise et de toujours ressentir le besoin de bouger pour éprouver cette sensation. Se concentrer sur ce qui vous met à l'aise et sur ce qui vous aide à détendre votre corps peut contribuer à apaiser la sensation d'agitation liée au besoin de se lever et de se déplacer.

Pendant votre méditation, votre attention se concentre sur votre respiration. Au début, il se peut que votre esprit vagabonde, mais avec le temps, vous apprendrez à mettre fin à cette intrusion et à ramener votre attention sur votre respiration. Le fait de pouvoir arrêter la course de vos pensées et de placer votre attention là où elle doit être indique à votre cerveau que vous contrôlez la situation et, avec le temps, vous et votre esprit commencerez à y croire. Vous vous souviendrez que vous avez le pouvoir sur vos pensées lorsque des schémas de pensée négatifs se manifesteront dans votre direction. Vous apprendrez à gérer vos pensées et vos émotions négatives et à utiliser cette énergie pour être productif et positif. En vous concentrant sur vos émotions et vos affirmations positives au cours d'une méditation paisible, vous porterez votre attention sur le présent, plutôt que sur les angoisses du futur ou les conséquences du passé.

La dernière composante de la méditation en pleine conscience est l'attitude. Traiter avec un cerveau criblé de pensées négatives à propos de votre vie et de vous-même peut être un véritable fardeau pour vos émotions et votre attitude. Il est déjà difficile d'écouter quelqu'un d'autre vous réprimander quotidiennement, mais lorsque ce sont vos propres pensées qui le font, comment pouvez-vous vous attendre à avoir une attitude optimiste ? Se dire des choses positives et créer un sentiment d'ouverture et d'acceptation de son état peut favoriser une meilleure attitude. En donnant à vos émotions et à vos sentiments négatifs une place pour être acceptés sans vous juger, vous créez un espace ouvert où vous n'avez plus besoin d'avoir honte d'être vous-même et d'avoir des défauts.

Méditation pour les débutants

La première étape de l'apprentissage de la méditation consiste à trouver un endroit calme. Il existe des endroits où l'on pratique la méditation en groupe, comme les centres de yoga ou les clubs de sport, ou vous pouvez pratiquer chez vous. Si vous préférez vous joindre à un groupe de méditation, votre équipe de traitement pourra vous donner une liste des centres qui organisent des séances. Il existe également de nombreuses applications sur votre téléphone qui proposent des méditations guidées dont vous pouvez profiter dans le confort de votre chambre ou de votre salon, quel que soit l'endroit que vous choisissez comme étant votre lieu de tranquillité. Certaines personnes trouvent du plaisir en construisant leur propre espace confortable dans un coin de leur maison. Elles remplissent leur petit espace de couvertures confortables, d'oreillers, de machines à sons et d'huiles essentielles qui les détendent. Tout ce qui vous permet de vous sentir plus détendu et capable de continuer sans être interrompu pendant 10 à 15 minutes est parfait pour une méditation réussie. Mettez votre téléphone en mode silencieux, éteignez votre télévision et laissez-vous aller à la présence sans aucune distraction. Vous n'avez pas besoin de faire toute une histoire ou une représentation théâtrale de l'endroit où vous vous trouvez. Trouvez simplement un fauteuil inclinable ou un lit qui vous permette de vous détendre. Si vous vous sentez trop fatigué lorsque vous méditez dans votre lit, choisissez un autre endroit qui vous permettra de vous asseoir la prochaine fois. Posez vos mains confortablement sur vos genoux et respirez profondément avant de commencer.

En ce qui concerne le confort, veillez à porter des vêtements légers et non contraignants. Il n'est pas nécessaire d'acheter des vêtements spéciaux : un pantalon de survêtement et un t-shirt trop grand feront l'affaire. Si vous méditez pendant l'heure du déjeuner au travail, vous pouvez enlever vos chaussures et desserrer votre ceinture ou votre cravate. Il est difficile de se concentrer sur la relaxation et la respiration profonde lorsque l'on se sent limité et mal à l'aise.

La deuxième étape consiste à décider sur quoi vous allez travailler ce jour-là. Vos pensées négatives vous rendent-elles plus déprimé ? Avez-vous plus de mal que d'habitude à vous concentrer sur la tâche qui vous attend ? Le fait de connaître vos intentions avant de commencer votre méditation peut vous orienter vers les mantras et les affirmations positives à utiliser.

Ensuite, vous fermez les yeux et suivez les étapes de votre méditation guidée. Vous pouvez commencer par vous concentrer sur votre respiration ou sur la relaxation de vos muscles. Les débutants peuvent s'attendre à ce que leurs pensées vagabondent. N'oubliez pas d'appuyer sur le bouton pause de ces pensées fugaces et de vous concentrer à nouveau sur votre respiration. Ne vous inquiétez pas si vous vous y prenez mal ou si vous êtes incapable de rester assis sans bouger pendant longtemps. Si vous vous entraînez tous les jours, vous ferez des progrès rapides !

Une technique simple pour commencer à se détendre est le balayage corporel. Fermez les yeux et balayez lentement l'ensemble de votre corps, en commençant par le front et en terminant par la pointe des orteils. Concentrez-vous sur les parties de votre corps qui vous semblent plus tendues que d'autres et visualisez-les en train de se détendre. L'objectif du balayage corporel est de ramener vos pensées au présent et de remarquer comment le stress affecte votre corps.

Commencez à vous concentrer davantage sur votre respiration. Prêtez attention à la sensation de votre corps lorsqu'il respire et que vos poumons se remplissent d'air, puis à la sensation d'expulsion de cet air. Concentrez-vous sur la sensation physique de vos poumons pendant la pause entre les respirations. Votre corps sait comment respirer automatiquement sans que vous ayez à le lui rappeler constamment. N'essayez donc pas de contrôler la façon dont vous respirez et permettez-vous simplement de prêter attention au rythme naturel.

Une fois que vous êtes détendu, commencez à énoncer des affirmations positives ou des mantras spécifiques à vos intentions. La raison pour laquelle vous utilisez des mantras et des affirmations pendant la méditation est de vous connecter à votre intention principale et à ce que vous voulez changer, afin que vous puissiez porter cette pensée et cette intention positives tout au long de la journée. Les mantras, tels que "Je contrôle mes émotions, elles ne me contrôlent pas" ou "Je suis plus fort que ma dépression", vous relient à ce que vous ressentez et à ce que vous voulez être vrai. Plus vous les prononcerez tout au long de la journée dans des moments d'inconfort émotionnel, plus vous commencerez à y croire.

Une fois les 10 à 15 minutes de méditation terminées, levez-vous et commencez votre journée avec un nouveau sentiment d'utilité et de connexion avec le monde qui vous entoure. Lorsque vous commencez à vous sentir stressé au cours de la journée, répétez vos mantras et respirez profondément. Le reste du monde peut attendre pendant que vous rassemblez vos pensées.

Les différents types de thérapie

La luminothérapie

Une personne atteinte de troubles bipolaires peut avoir beaucoup de mal à maintenir un horaire de sommeil cohérent. Elle peut dormir trop pendant un épisode dépressif et ne pas dormir du tout pendant un épisode maniaque. L'irrégularité de la quantité et de la qualité du sommeil peut avoir un impact sur l'horloge biologique. L'horloge interne qui devrait normalement indiquer à une personne qu'il est temps d'aller dormir et qu'il est temps de se réveiller s'est déréglée et ne peut plus faire la différence entre les signaux du corps. La luminothérapie a été conçue pour réinitialiser cette horloge interne en utilisant une exposition chronométrée à la lumière et à l'obscurité pendant une période prolongée. Cette remise à l'heure de l'horloge biologique oblige la personne à modifier ses horaires de sommeil afin qu'elle puisse bénéficier d'un sommeil de qualité chaque nuit, ce qui a pour effet de réduire le stress de son organisme et d'améliorer la gestion de ses symptômes bipolaires.

Thérapie des rythmes interpersonnels et sociaux

La thérapie du rythme interpersonnel et social a pour principal objectif de vous apprendre à maintenir un emploi du temps régulier. Il s'agit notamment d'établir un calendrier cohérent des heures auxquelles vous mangez, dormez, faites de l'exercice, allez au travail, méditez, etc. L'établissement et le maintien d'un emploi du temps prévisible réduisent le stress et améliorent le fonctionnement quotidien des habitudes que le trouble bipolaire a tendance à perturber.

Un horaire de sommeil consiste en une routine nocturne de ce que vous faites avant de vous endormir. Peut-être mangez-vous un petit en-cas à 20 heures, prenez-vous une douche 15 minutes plus tard et soyez au lit à 21 heures afin de pouvoir vous réveiller à 7 heures pour vous préparer au travail. Votre corps vous résistera peut-être au début, mais le fait de suivre votre programme jour après jour vous procurera un sentiment de stabilité.

L'établissement d'un horaire et d'un plan de repas permet de ne pas se demander quoi manger et à quel moment. Le fait de savoir à quelle heure vous devez prendre un repas et d'avoir ce repas préparé et prêt à être consommé rend votre journée un peu plus facile. En préparant un repas plusieurs jours à l'avance, il est plus facile de manger des repas équilibrés, riches en nutriments et en vitamines, plutôt que d'aller au drive-in ou de se gaver de ce que l'on trouve dans la cuisine.

Ajouter de l'exercice à votre emploi du temps quotidien présente de nombreux avantages. L'activité physique réduit les risques de surpoids et de diabète de type 2, qui peut résulter d'une augmentation de l'appétit due à la prise de médicaments. L'exercice favorise l'équilibre de l'humeur en brûlant l'excès d'énergie et l'irritabilité résultant d'un épisode maniaque, ou en stimulant votre taux de sérotonine lorsque vous vous sentez déprimé.

Une routine stable et bien équilibrée peut donner l'impression que votre vie est banale et prévisible, mais la prévisibilité aide à gérer et à réduire votre niveau de stress. Plus votre niveau de stress est bas, plus vous êtes en mesure de gérer vos symptômes afin de prévenir un épisode d'humeur. Travailler intentionnellement sur ce que vous pouvez contrôler pour prévenir un épisode maniaque ou dépressif n'arrêtera peut-être pas tous les symptômes, mais cela les rendra moins sévères et la vie plus facile à gérer.

Thérapie de désensibilisation et de retraitement par les mouvements oculaires (Eye Movement Desensitization and Reprocessing Therapy)

Les patients bipolaires ayant des antécédents de traumatisme peuvent trouver la thérapie de désensibilisation et de retraitement des mouvements oculaires, ou

EMDR, très bénéfique pour leur rétablissement. L'EMDR est un programme thérapeutique supervisé, pratiqué avec compétence par des thérapeutes formés et agréés. La thérapie est spécifique à la manière dont l'utilisation des mouvements oculaires stimule le cerveau lorsqu'il est confronté à des déclencheurs et à des émotions négatives liées à des souvenirs traumatisants. Cette thérapie vise à désensibiliser la personne et à retraiter le déclencheur ou le souvenir d'une manière nouvelle et positive. Elle diffère de la thérapie par la parole traditionnelle, où l'on vous demande de parler de vos sentiments et émotions négatifs, en prenant ces sentiments et en les remplaçant par des sentiments positifs.

L'EMDR demande au patient de concentrer ses yeux sur un stimulus externe en mouvement, comme le doigt du thérapeute, pendant qu'il passe en revue le souvenir et les sentiments négatifs qui l'entourent. Le fait de se concentrer sur le stimulus tout en se souvenant d'un événement spécifique stimule les deux côtés du cerveau. Une fois le cerveau stimulé, le thérapeute peut remplacer le sentiment négatif et le déclencheur identifiés par un nouveau, ce qui modifie la façon dont vous vous sentez lorsque vous vous souvenez de cet événement.

CHAPITRE 8 : AIDER LES PROCHES ATTEINTS DE BIPOLARITÉ

Vous n'êtes peut-être pas la personne qui mène un combat sans fin contre cette maladie mentale. Il s'agit peut-être d'un parent, d'un conjoint, d'un frère ou d'une sœur, ou d'un enfant. Voir quelqu'un que vous aimez lutter pour saisir la réalité de la situation et refuser d'obtenir de l'aide peut être déchirant. Essayer d'être l'épaule sur laquelle pleurer tout en portant le poids du monde sur son dos peut être épuisant et déroutant. Les membres de la famille sont généralement ceux qui doivent faire face aux conséquences des actions destructrices de leur proche pendant un épisode maniaque. Ce sont également eux qui doivent prendre le relais lorsque leur conjoint, enfant, parent, frère ou sœur est trop épuisé pour accomplir ses tâches lors d'un épisode dépressif. Cependant, peu importe ce qu'ils font ou comment ils agissent, l'amour que vous leur portez est inconditionnel. Prendre un peu de temps dans votre journée pour rappeler à votre proche que vous le soutenez dans ses efforts pour aller mieux peut rendre une journée difficile un peu plus supportable.

S'informer sur la maladie

Prendre le temps d'apprendre autant d'informations que possible sur le trouble bipolaire peut changer votre point de vue sur les raisons pour lesquelles votre proche agit de la sorte. Ces informations et recherches précieuses peuvent vous permettre d'être mieux équipé pour faire face aux hauts et aux bas extrêmes. En l'aidant à trouver des médecins et des thérapeutes agréés, vous vous assurez qu'il bénéficie de la meilleure aide possible. S'ils traversent une période difficile et résistent à la nécessité d'appeler et de prendre rendez-vous, vous pouvez fixer le rendez-vous et l'accompagner. Le simple fait d'y aller est une façon de leur montrer que vous les soutenez dans ce processus et que vous les aimez, même s'ils ne se montrent pas très aimables en ce moment.

En les accompagnant à leurs rendez-vous, vous pouvez donner à leur médecin ou thérapeute une meilleure idée de leurs progrès. Les personnes atteintes de troubles bipolaires ont tendance à oublier ou à ne pas remarquer l'aggravation de leurs symptômes, de sorte que le médecin peut compter sur leurs proches pour combler les lacunes. Votre proche peut avoir peur que ses comportements et ses pensées aient des conséquences et ne pas se sentir à l'aise pour en parler à son thérapeute. Votre soutien émotionnel peut lui donner la force de tout dire à son médecin et d'obtenir l'aide dont il a besoin.

Surveiller leur humeur et suivre leurs progrès

Surveiller l'humeur de vos proches et tout changement que vous remarquez peut présenter de nombreux avantages. Vous pouvez savoir s'il se prépare à un épisode maniaque et vous y préparer, ainsi que votre famille. Avec le temps, vous serez en mesure de savoir s'il présente les signes d'un épisode maniaque ou dépressif complet ou s'il est simplement de mauvaise humeur à la suite d'une journée difficile. Si une journée difficile se transforme en une semaine difficile, vous pourrez être plus attentif aux autres signes. L'objectif est d'anticiper l'épisode d'humeur et de déterminer la cause du stress supplémentaire dans la vie de la personne. Plus vous anticipez le problème, plus vous avez de chances de prendre des mesures pour aider votre proche à prévenir la manie ou la dépression, ou au moins à en réduire la durée et la gravité.

Le suivi des progrès accomplis comprend également le suivi des rechutes. Si vous connaissez le chemin parcouru par votre proche depuis le début du traitement, vous saurez quand il commencera à faire marche arrière. Les rechutes sont normales et inévitables, mais dès qu'elles commencent à se manifester, il est peut-être temps pour vous d'alerter le médecin. S'il fait manifestement des rechutes en votre présence, il est probable que votre proche fait secrètement des rechutes depuis un certain temps et qu'il n'ose pas le dire. Il ne se rend peut-être pas compte que ses symptômes sont devenus incontrôlables, car ces sautes d'humeur, petites ou grandes, sont normales pour votre proche.

En savoir plus sur leurs médicaments et leurs effets secondaires éventuels

Il est très important de connaître les médicaments de votre proche et de savoir à quoi ils servent. Parfois, ils ne savent pas à quoi sert chaque médicament ni ce qu'il traite, ils savent simplement que le médecin leur a dit de le prendre pour se sentir mieux. Connaître les médicaments qu'ils prennent et les interactions médicamenteuses à éviter peut leur sauver la vie. Si votre proche est en crise et qu'une ambulance est appelée, vous pouvez informer les ambulanciers des médicaments qu'il prend.

En vous informant sur les effets secondaires possibles de chaque médicament, vous pouvez épargner à votre proche et à votre famille beaucoup de chagrin et d'ennuis au bout du compte. Certains médicaments peuvent provoquer un épisode maniaque grave ou aggraver les hallucinations. Certains médicaments peuvent entraîner une fatigue extrême et une incapacité à garder les yeux ouverts, ou augmenter l'appétit au point de ne plus pouvoir s'arrêter de manger. D'autres médicaments ont tendance à provoquer chez votre proche des idées suicidaires et des pensées intrusives effrayantes. Savoir à quoi s'attendre au cours des premiers mois d'un traitement médicamenteux permet d'anticiper les effets secondaires négatifs. Normalement, les médecins ne commencent ou n'adaptent qu'un seul médicament à la fois, de sorte qu'en cas d'effets secondaires intolérables, ils sont en mesure d'en déterminer la cause.

Encouragez-les à prendre leurs médicaments

Souligner l'importance de la prise de médicaments peut les aider à se rappeler qu'ils en ont besoin pour continuer à fonctionner et à progresser au quotidien. Les personnes traitées par des médicaments pour leur trouble bipolaire commenceront à se sentir mieux et penseront que le médicament a fait son effet, et qu'elles n'ont donc plus besoin de le prendre. S'il a l'impression que le médicament n'est pas efficace, votre proche ne verra peut-être pas l'intérêt de poursuivre son traitement. Il se peut qu'il ne supporte pas les effets secondaires de son traitement, qu'il prenne du poids trop rapidement ou qu'il soit trop fatigué pour tenir toute la journée. Ils préfèrent arrêter leur traitement plutôt que de contacter leur médecin pour qu'il modifie la posologie ou passe à un nouveau régime médicamenteux. En rappelant à votre proche que ses médicaments sont importants et en appelant son médecin s'ils doivent être recalibrés, vous lui montrez que vous vous souciez de son rétablissement et de sa réussite future.

Reconnaître les premiers symptômes

Que faire avant que votre parent, votre conjoint ou votre enfant ne soit diagnostiqué ? Que faire s'ils commencent à agir bizarrement, d'une manière qu'ils n'ont jamais eue auparavant ? Peut-être votre mère commence-t-elle à dormir pendant de longues périodes ou cesse-t-elle complètement de dormir, et vous la trouvez souvent en train de faire le grand ménage dans toute la maison à 3 heures du matin. Ou bien vous remarquez que votre mari parle beaucoup plus qu'avant, et qu'il parle si vite qu'il semble devoir prononcer toute sa phrase avant d'oublier ce qu'il allait dire. Son humeur s'est assombrie et il préfère rester dans sa chambre avec la lumière éteinte plutôt que de passer du temps avec sa famille. Peut-être que votre enfant préfère s'isoler plutôt que de passer du temps avec ses amis au centre commercial ou au parc. Ou encore, votre frère ou votre sœur est plus en larmes que d'habitude et pleure si vous lui posez une simple question ou si vous le regardez d'une certaine manière.

Reconnaître les signes précoces d'un épisode d'humeur lorsque votre proche est déjà diagnostiqué rend plus probable la prévention des comportements destructeurs, mais prendre conscience des premiers symptômes avant même le diagnostic peut vous aider à obtenir pour votre proche l'aide dont il a besoin. Trouver un traitement le plus tôt possible peut lui épargner, ainsi qu'à votre famille, beaucoup de chagrin et sauver la santé mentale de tout le monde. Personne ne veut voir un membre de sa famille lutter pour vivre une vie épanouie. Reconnaître les signes et faire des recherches sur les raisons de son comportement peut être la première étape pour lui apporter le traitement médical dont il a désespérément besoin.

Communiquer avec eux

Une communication saine est une qualité essentielle dans tout type de relation. Cependant, il peut être difficile de tenir une conversation avec une personne en pleine manie ou en pleine dépression. Elle n'est pas en mesure de comprendre ce que vous lui dites ou de comprendre pourquoi vous vous souciez tant de ce qu'elle ressent. Même si vous avez les meilleures intentions du monde, vous risquez de vous heurter à une forte résistance de la part de votre proche, voire de vous voir fermer la porte au nez.

Le meilleur moment pour lui parler est celui où vous remarquez que son langage corporel montre qu'il est ouvert et calme. S'il pleure de façon hystérique ou refuse de vous répondre en croisant les bras, ce n'est peut-être pas le meilleur moment pour lui parler. Attendez qu'ils semblent détendus et parlez-leur calmement. Expliquez à vos proches les signes que vous avez remarqués et demandez-leur s'ils vont bien ou s'ils souhaitent en parler. S'ils sont ouverts et prêts à parler de leurs symptômes, vous pouvez discuter des mesures qu'ils doivent prendre pour obtenir de l'aide afin de ne plus se sentir comme ça. Plus vite ils seront aidés, mieux ils progresseront. Si vous attendez qu'il aille mieux de lui-même, les symptômes ne feront que s'aggraver, durer plus longtemps et devenir plus destructeurs.

Ne soyez pas surpris s'il est réticent ou refuse de se faire soigner. Votre proche peut vous dire que tout va bien et qu'il se sent très bien, ce qui est courant pendant un épisode maniaque. Il se peut qu'il vous dise que le traitement est trop lourd et qu'il est trop épuisé pour ne serait-ce que penser à demander de l'aide en ce moment s'il est dans un épisode dépressif. Votre proche pourrait même avoir peur de demander de l'aide. Que se passera-t-il s'il dit ce qu'il ne faut pas dire ou s'il est tellement fou qu'il sera enfermé dans un établissement psychiatrique, loin de sa famille et de ses amis ? Le thérapeute pensera-t-il qu'il simule ses symptômes pour attirer l'attention ? Et s'ils agissent ainsi parce qu'ils veulent que les gens se sentent mal pour eux ? En leur rappelant que leurs craintes et leurs sentiments sont valables, ils se sentiront entendus.

Faites-lui comprendre que même si vous ne pouvez pas voir physiquement sa maladie ou son état, cela ne la rend pas moins grave qu'un état qu'il peut voir dans le miroir. Le fait que votre proche ne comprenne pas ce concept aujourd'hui ne signifie pas qu'un jour, dans un avenir proche, il n'y aura pas de déclic et qu'il comprendra enfin pourquoi il est important de prendre soin de sa santé mentale.

Offrir un soutien émotionnel

Entamer une conversation saine avec votre proche au sujet de ses symptômes et de la recherche d'un traitement est la première étape de la mise en place d'un système de soutien émotionnel efficace autour de lui. Le trouble bipolaire a tendance à donner l'impression aux gens qu'ils sont devenus un fardeau pour ceux qu'ils aiment le plus. Faire tout ce qui est en votre pouvoir pour leur montrer que c'est loin d'être le cas leur rappelle qu'ils ne sont pas seuls et qu'ils sont très aimés.

Prendre le temps de passer des moments de qualité

Il peut être difficile, au début, de trouver du temps à consacrer à votre proche. Les personnes atteintes de troubles bipolaires ressentent souvent le besoin de s'isoler lorsqu'elles sont déprimées et se sentent coupables de faire subir leur immense tristesse à d'autres personnes. Parfois, il n'est même pas nécessaire de leur parler. Le simple fait de s'asseoir avec eux sur le canapé pendant qu'ils regardent leur film préféré leur montre que vous vous souciez d'eux et les rendra plus à l'aise en votre présence. Plus votre proche sera à l'aise avec vous, plus il sera disposé à vous parler lorsqu'il sera prêt.

Trouvez d'autres moyens d'augmenter son niveau de confort avec vous. Faites des promenades quotidiennes avec eux lorsqu'ils ont un épisode maniaque, afin qu'ils puissent dépenser une énergie supplémentaire. Vous pourriez commencer à faire du yoga ensemble, afin que vous puissiez tous deux bénéficier de la relaxation et de la pleine conscience qu'il procure. Essayez d'intégrer peu à peu leurs anciennes activités favorites dans leur vie et participez-y vous-même. Ne soyez pas surpris s'ils sont d'abord réticents à passer du temps de qualité avec vous, mais n'abandonnez pas. Continuez à essayer et rappelez-leur que vous êtes toujours disponible lorsqu'ils sont prêts à passer du temps avec vous.

Trouver des moyens de réduire leur niveau de stress

Aidez vos proches à trouver des moyens nouveaux et innovants de réduire leur stress. Un niveau de stress élevé est un élément clé du début d'un épisode d'humeur. Le fait d'être anxieux à l'approche d'un rendez-vous ou d'être bouleversé par un événement traumatisant peut augmenter leur stress et leurs symptômes peuvent devenir plus évidents pour les personnes qui les voient au quotidien. En trouvant des moyens plus efficaces de réduire leur stress quotidien, ils auront plus de chances de gérer leurs symptômes lorsque des événements plus importants se produiront.

Travailler avec votre proche à l'élaboration d'un programme quotidien gérable et réalisable rend sa journée plus prévisible. Il serait même préférable que toute la famille ait un emploi du temps quotidien. La prévisibilité d'un emploi du temps routinier élimine le stress lié au fait de ne pas savoir ce qui se passera ce jour-là ou le reste de la semaine. Le fait de disposer d'un calendrier mensuel accessible indiquant les rendez-vous et les événements à venir de tous les membres de la famille leur permet de voir ce qui se passe et d'être préparés à ce qui les attend dans le futur.

Si vous avez un moment de la semaine où vous êtes toujours disponible, vous pourriez vous porter volontaire pour les aider à accomplir certaines tâches ou courses qu'ils doivent faire. Ils seront peut-être réticents au début parce qu'ils ne veulent pas vous faire perdre votre temps ou avoir l'air d'un fardeau, mais avec le temps, ils accepteront plus facilement de vous aider lorsqu'ils verront que vous essayez de le faire. Proposer de les aider à ranger leur chambre ou à faire des courses en ville peut leur apporter la compagnie qu'ils souhaitent secrètement pendant qu'ils s'acquittent de leurs responsabilités.

Aidez votre proche à trouver un nouveau passe-temps relaxant et productif que vous pourriez pratiquer avec lui. Le fait de s'épanouir dans un nouveau centre d'intérêt peut l'aider à améliorer son humeur et à trouver du réconfort lorsqu'il y participe. Les passe-temps, comme les promenades dans la nature ou la peinture, peuvent être des exutoires stimulants et créatifs pour leurs émotions désagréables. Ils ont peut-être un talent caché qu'ils ne connaissaient pas, et le fait de trouver une activité dans laquelle ils sont doués peut leur donner une meilleure estime d'eux-mêmes et une plus grande confiance en eux.

Rester calme et serein pendant les crises émotionnelles

Regarder quelqu'un que vous aimez traverser une crise émotionnelle peut vous briser le cœur. Vous avez l'impression de devoir crier au-dessus de leur voix élevée pour qu'ils puissent entendre et comprendre ce que vous essayez de dire, comme si un bruit plus fort allait soudainement les calmer. Il peut sembler judicieux, à ce moment-là, de débattre ou d'argumenter sur tout ce qu'il dit, mais vos émotions débordantes obscurcissent votre jugement et les attisent encore plus. Se disputer avec quelqu'un pendant une crise émotionnelle est contre-productif et fait plus de mal que de bien.

Les personnes atteintes de troubles bipolaires peuvent se mettre en colère lorsqu'elles sont confrontées à leur comportement ou lorsqu'on leur demande de suivre un traitement approprié. Elles crient, lancent des objets et menacent de se faire du mal ou d'en faire à d'autres. Elles veulent obtenir une réaction de votre part pour les avoir mises en colère. Rester calme pendant les crises émotionnelles de votre proche peut sembler impossible lorsqu'il vous crie des obscénités ou vous rabaisse de toutes les manières possibles. N'oubliez pas que l'objectif est de l'amener à se calmer et à réfléchir de manière rationnelle afin de pouvoir avoir une conversation constructive avec lui. Si vous vous mettez en colère ou si vous êtes mécontent et que vous vous joignez à leur crise, vous ne ferez que l'éloigner de cet objectif.

Lorsqu'il commence à élever la voix et à exprimer ses frustrations, restez assis et écoutez. Reconnaissez ce qu'il dit en hochant la tête et laissez-le continuer jusqu'à ce qu'il ait fini de parler. Ne répondez pas à moins qu'il ne vous demande votre avis, car vous pourriez avoir l'impression de remettre en question ses sentiments ou ses émotions. En restant calme et en l'écoutant fulminer, vous lui donnerez le sentiment d'être entendu et compris. Une fois qu'il aura compris que vous n'allez pas ajouter à la folie et que vous écoutez ses griefs, il commencera à se calmer et verra qu'il n'y a pas de raison qu'il continue à se déchaîner. Vous serez tenté de montrer vos émotions, mais combattez cette tentation et rappelez-vous que c'est pour leur bien. En les laissant se défaire de leurs émotions refoulées, vous leur permettrez de se calmer et de vous écouter. Lorsqu'il sera enfin calme, vous pourrez tous deux commencer à travailler à des résultats positifs. Toutefois, s'il devient trop hostile et ne montre aucun signe d'apaisement, n'ayez pas peur et ne vous sentez pas coupable d'appeler les services d'urgence.

Se préparer aux comportements destructeurs

Le premier pas vers la réussite est la préparation. Se préparer à la destruction peut ne pas ressembler à une réussite, mais être préparé aux répercussions des comportements destructeurs de votre proche signifie que vous saurez quoi faire si les choses tournent au vinaigre. Il vous appartient d'inclure ou non votre proche dans ce plan, mais le fait de le laisser dans l'ignorance pourrait l'amener à se méfier de vous et des autres membres de la famille. Établissez un plan détaillé avec tous les membres de la famille concernés sur ce qu'il convient de faire si vous remarquez que votre proche commence à avoir des comportements destructeurs.

Une fois le plan détaillé établi, convenez avec la personne, pendant qu'elle réfléchit clairement et rationnellement, de ce qui se passera si ses symptômes commencent à se manifester. Dites-lui de manière claire et concise ce que vous ferez, par exemple que vous prendrez ses clés et ses cartes de crédit, ou que vous appellerez son médecin en son nom pour l'informer de ce qui se passe. Si cela s'applique à cette personne, vous prendrez peut-être en charge les finances de la famille. La raison pour laquelle vous voulez que votre proche réfléchisse rationnellement lorsque vous concluez cet accord est que vous ne voulez pas qu'il pense qu'il est puni pour une maladie mentale sur laquelle il n'a aucun contrôle. Vous faites cela dans son intérêt, afin qu'il ne se fasse pas de mal à lui-même ou à quelqu'un d'autre dans le processus.

Créer un plan de gestion de crise

Personne ne veut croire qu'il aura besoin d'un plan en cas de catastrophe, mais être préparé à une crise signifie que vous pouvez apporter à votre proche une aide rapide et efficace. Tout en vous préparant à faire face aux comportements destructeurs de votre proche, élaborez également un plan pour savoir quoi faire s'il est en pleine crise. Savoir exactement ce qu'il faut faire à ce moment-là peut vous aider à réagir de manière rationnelle plutôt qu'émotionnelle. Dressez une liste de tous les médecins et thérapeutes de votre proche, avec leur numéro de téléphone, afin de pouvoir les appeler en cas d'urgence. Placez cette liste dans un endroit visible à tout moment, par exemple sur le réfrigérateur. La dernière chose que vous souhaitez faire lorsque le temps presse est de chercher la liste des numéros de téléphone dans toute la maison. Le fait que la liste soit visible à tout moment permet également à la personne d'appeler elle-même si elle est seule à la maison.

Nous ne pouvons pas être aux côtés de nos proches à chaque seconde de la journée et, un jour ou l'autre, ils devront quitter la maison par leurs propres moyens. En dressant une liste de leurs médecins, infirmières, médicaments et allergies éventuelles à conserver dans leur portefeuille ou leur sac à main, ils deviendront un atout précieux s'ils ont un épisode grave pendant qu'ils sont en public. S'il doit être admis à l'hôpital ou si une ambulance est appelée, le médecin ou l'ambulancier saura exactement à qui s'adresser pour obtenir des informations médicales et un diagnostic. La liste des médicaments prescrits et des allergies indique au médecin à qui il a affaire et réduit le risque d'interaction médicamenteuse indésirable.

Enfin, et c'est le plus important, sachez quand vous devez appeler à l'aide. Si votre proche est suicidaire ou devient un danger pour vous et votre famille, n'essayez pas d'y faire face seul. Appelez immédiatement les services d'urgence et demandez-leur de s'en occuper. Vous voulez avant tout que votre proche soit en sécurité. Ne vous sentez pas coupable d'appeler si vous en ressentez le besoin.

Faire preuve de patience dans leur processus de rétablissement

Même si votre proche est totalement déterminé à guérir, des rechutes sont toujours possibles. Le traitement est un processus d'essais et d'erreurs, ce qui signifie qu'un médicament qui a fonctionné au début peut perdre de son efficacité avec le temps. Le fait de se voir prescrire un certain médicament pour soulager les symptômes ne signifie pas toujours que ce médicament spécifique sera efficace pour la personne concernée. Ce n'est pas parce qu'un article de recherche ou une étude scientifique montre que 95 % des patients ont vu leurs symptômes s'améliorer que votre proche ne peut pas faire partie des 5 % qui n'ont pas connu d'amélioration.

Le rétablissement est une chose qui doit être vécue au jour le jour. Certains jours seront formidables et votre proche agira comme il le faisait avant l'apparition des symptômes, mais d'autres jours peuvent donner l'impression que c'est la fin du monde, car les symptômes s'aggravent. N'oubliez pas que ce n'est pas la fin du monde. Cela signifie simplement que le plan de traitement doit être réajusté ou que le médicament doit être remplacé par un autre. Le traitement n'est pas une solution miracle pour une maladie qui dure toute la vie, alors soyez patient et suivez le mouvement.

Être solidaire

Soutenir le membre de la famille dans ses bons et ses mauvais jours et dans son traitement peut être bénéfique à son rétablissement. Une personne souffrant de troubles bipolaires et vivant dans un foyer où les membres de la famille la soutiennent, sera moins stressée et connaîtra moins d'épisodes d'humeur. Un soutien total n'empêchera pas un épisode maniaque ou dépressif, mais les symptômes seront moins marqués. Le fait de bénéficier du soutien total de sa famille lui permettra d'être plus à l'aise lorsqu'elle parlera de ses symptômes et de ce qu'elle ressent.

Accepter

Il est nécessaire d'accepter le diagnostic de votre proche pour pouvoir le soutenir dans son rétablissement. Savoir et reconnaître pleinement que votre vie et celle de toute votre famille ne sera plus la même qu'avant, et accepter ce fait, est la première étape du soutien. Accepter le fait qu'ils auront de bons et de mauvais jours et que le traitement n'est pas toujours une voie directe vers la guérison changera votre perspective de ce que sera votre nouvelle normalité.

Accepter les limites de l'être cher

Lors de leurs mauvais jours, acceptez le fait qu'ils ne peuvent pas se sortir de leur manie ou de leur dépression par leur propre volonté. Acceptez qu'ils ne puissent pas toujours contrôler leurs émotions ou le moment où ils auront un épisode. Au lieu de cela, vous pouvez l'encourager à utiliser d'autres moyens pour faire face et gérer ses symptômes. Faites de l'exercice avec eux pour augmenter leur taux de sérotonine. Veillez à ce qu'ils suivent un horaire de sommeil régulier et assurez-vous qu'ils s'endorment et se réveillent à la même heure tous les soirs. Rappelez-lui, voire aidez-le, à garder sa chambre et sa maison propres. Un environnement chaotique crée un esprit chaotique, donc garder son environnement propre et organisé peut aider à garder ses pensées dans le même sens.

Accepter ses propres limites

Tout le monde a ses limites, y compris vous. Ne vous permettez pas de croire que le succès du traitement de votre proche dépend uniquement de vous. C'est son travail et sa responsabilité de faire les efforts nécessaires pour se rétablir, pas les vôtres. Ne vous sentez pas seul responsable de les sauver chaque fois qu'ils sont en crise. À moins qu'il ne s'agisse de votre conjoint ou de votre enfant, il y a d'autres personnes qui peuvent les aider au sein de votre famille. Le fait d'assumer constamment la responsabilité de leur rétablissement, en plus de vos propres responsabilités, peut vous amener à vous épuiser très rapidement.

Le fait d'assumer des responsabilités supplémentaires peut vous épuiser et nuire à votre santé mentale et physique. Si vous sentez que le stress lié à la prise en charge de votre proche est trop lourd à porter, n'hésitez pas à demander de l'aide. Vous ne pouvez pas vous servir d'une tasse vide, alors n'oubliez pas de donner la priorité à votre santé mentale et physique.

Concentrez-vous aussi sur votre vie

Vous devez vous concentrer sur votre propre vie et vous permettre de passer en premier. N'ayez pas peur de fixer des limites à votre proche et à votre famille. N'hésitez pas à leur dire "non" si vous ne pouvez pas prendre le temps de faire

quelque chose pour eux parce que vous avez des obligations ou des projets an-
térieurs. Vous avez le droit d'avoir votre propre vie, même si votre enfant ou
votre conjoint souffre d'une maladie mentale, cela ne signifie pas que vous devez
toujours en faire le centre de votre attention.

Le fait d'être une personne soignante peut entraîner beaucoup de stress dans votre
vie. En vous assurant de gérer votre propre stress tout en essayant d'aider votre
proche à réduire le sien, vous éviterez de devenir trop stressé et submergé par vos
nouvelles responsabilités. Prendre le temps de s'isoler et de rassembler ses idées,
ne serait-ce que quelques instants, n'est pas un crime et vous ne devriez pas vous
sentir coupable de le faire.

CHAPITRE 9 : MOYENS DE PRÉVENIR LES FUTURS ÉPISODES D'HUMEUR

Le fait de prendre consciemment des mesures susceptibles de prévenir ou d'atténuer la gravité d'un épisode d'humeur peut rendre le traitement plus facile et plus fructueux. Le simple fait de chercher à obtenir de l'aide et différents types de traitement constitue une étape vers la reprise en main de sa vie. Obtenir de l'aide pour une maladie qui peut avoir de graves répercussions sur tous les aspects de votre vie, qu'il s'agisse d'une maladie physique ou mentale, n'est pas une chose dont il faut avoir honte, mais dont il faut au contraire se réjouir. Cela montre que vous vous aimez suffisamment pour essayer d'aller mieux et que vous savez au fond de vous que vous méritez d'être heureux.

Trouver un traitement dès que possible

Je suis sûr que vous avez déjà constaté à quel point un trouble bipolaire non traité peut nuire à votre vie, à votre travail, à votre réputation et à vos relations. Malheureusement, il ne suffit pas de souhaiter que vos symptômes disparaissent d'eux-mêmes. C'est pourquoi il est si important de trouver un traitement le plus tôt possible pour tous les aspects de votre vie. Essayer de résoudre tous vos symptômes par la maîtrise de soi et la volonté ne servira à rien si, certains jours, vous n'avez même pas la volonté de prendre un bain. Le traitement peut vous aider à recoller les morceaux de votre vie à mesure que vous commencez à aller mieux.

Maintenir un horaire de sommeil régulier

Un manque de sommeil important, même pour une nuit, peut déclencher un épisode maniaque ou dépressif. Essayez d'établir un horaire de sommeil raisonnable qui vous permette de vous endormir et de vous réveiller à la même heure tous les jours. Il peut arriver que votre horaire de sommeil doive être modifié en raison de responsabilités professionnelles ou d'une sortie prévue, mais assurez-vous de dormir au moins huit heures par nuit pour vous sentir concentré et frais au réveil.

Garder votre chambre propre et confortable vous permet de passer une bonne nuit de sommeil. Se réveiller dans une chambre propre permet de commencer la journée sur une bonne note et de bonne humeur. Si vous vous réveillez dans une chambre qui semble avoir été frappée par une bombe atomique, vous vous sentirez immédiatement irrité et vous aurez envie de vous rendormir pour ne pas avoir à vous en occuper.

Essayez d'éviter de passer du temps devant un écran au moins une heure avant de vous endormir ; cela inclut les télévisions, les ordinateurs portables et les téléphones mobiles. La lumière bleue émise par les écrans stimule votre cerveau et vous empêche de vous détendre pour vous endormir. Les situations stressantes, comme regarder le journal télévisé ou une dispute, peuvent également rendre l'endormissement difficile. Vous constaterez que vos pensées s'emballent en pensant à ce que vous auriez dû dire pendant la dispute ou à l'événement traumatisant que vous avez vu aux informations du soir, alors que vos pensées devraient ralentir, ce qui vous permettrait de vous endormir.

Prêtez attention aux signes d'alerte

Soyez attentif aux signes avant-coureurs que vous avez appris à connaître avant le début d'un épisode d'humeur. En prenant conscience de la réapparition de vos symptômes et des changements qui ont pu les déclencher, vous pouvez vous sensibiliser à d'autres symptômes maniaques ou dépressifs majeurs possibles. Lorsque les signaux d'alarme d'un épisode imminent apparaissent, vous pouvez avertir votre famille et vos amis de rester vigilants. Vous pouvez ensuite contacter votre thérapeute ou votre médecin et voir ce qu'ils vous conseillent.

Éviter les drogues et l'alcool

Éviter les drogues et l'alcool est une bonne recommandation pour tout le monde, mais les personnes bipolaires peuvent voir leurs symptômes s'aggraver si elles abusent de ces substances. Il se peut que vous ne viviez pas les mêmes expériences que d'autres personnes lorsqu'elles consomment de l'alcool ou des drogues. Il se peut que vous deveniez plus solitaire ou plein de rage. Vos symptômes continueront à s'aggraver et la durée de vos épisodes sera plus longue et plus fréquente. Les drogues et l'alcool peuvent interagir terriblement avec vos médicaments et vous rendre très malade ; dans certains cas, la mort est un effet secondaire de l'interaction. Le mélange de drogues ou d'alcool avec vos médicaments peut également les rendre inefficaces.

Prenez vos médicaments comme indiqué

Prendre votre médicament selon les instructions de votre médecin signifie que vous n'en prenez pas plus que prévu et que vous n'arrêtez pas de le prendre sans surveillance. Prendre plus que ce qui est prescrit peut entraîner une overdose ou un épisode maniaque grave, voire une rupture psychotique avec la réalité. Un épisode grave ou une crise psychotique peut vous placer en détention psychiatrique, sous surveillance suicidaire, pendant plusieurs jours, une crainte que la plupart des personnes souffrant d'une maladie mentale éprouvent déjà. Prendre davantage de médicaments sans l'avis de votre médecin ne vous aidera pas à vous sentir mieux.

Décider d'arrêter brusquement de prendre ses médicaments pose un certain nombre de problèmes. Une fois que vous commencez à vous sentir mieux et que vos symptômes sont gérables, vous serez tenté d'arrêter de les prendre. Vous commencerez à oublier pourquoi vous les preniez au départ, alors que vous vous sentez tellement plus heureux et en meilleure santé aujourd'hui. Vos progrès sont en grande partie dus à vos médicaments, et vous devez continuer à les prendre pour vous sentir mieux et progresser dans votre rétablissement. Si vous arrêtez, vos symptômes réapparaîtront sans aucun doute, et peut-être même plus fort qu'avant. Certains médicaments vous feront subir un sevrage, comme si vous étiez en train d'arrêter de consommer des drogues dures. Si vous avez l'impression que votre médicament n'est pas efficace, contactez directement votre médecin au lieu de prendre le traitement en main. Il pourra vous sevrer lentement du médicament et le remplacer par un nouveau.

Certaines personnes ressentent le besoin d'arrêter leur traitement pour une seule nuit afin d'avoir l'énergie maniaque nécessaire pour terminer un projet ou étudier pour leurs examens. D'autres personnes regrettent simplement le plaisir d'avoir autant d'énergie et de pouvoir accomplir beaucoup de choses en peu de temps. Décider de ne pas prendre ses médicaments, ne serait-ce qu'une journée, peut bouleverser l'ensemble du traitement et marquer le début d'un épisode grave. Vous trouverez euphoriques les sensations familières de la manie et vous commencerez peut-être à croire que vous n'avez plus besoin de vos médicaments, alors que vous retomberez lentement dans vos anciennes habitudes. Le maintien d'une routine médicamenteuse quotidienne cohérente aidera à prévenir un éventuel épisode d'humeur et vous empêchera de revenir aux comportements destructeurs d'antan.

Vous devrez constamment lutter contre votre maladie mentale lorsqu'elle vous dira que vous allez bien et que vous n'avez pas besoin de médicaments, mais ne la croyez pas. C'est ce que font les maladies mentales, c'est leur travail. Elles vous poussent à vous remettre en question, à remettre en question votre entourage et à remettre en question les raisons de votre traitement. Elles nuisent à votre capacité à penser clairement et rationnellement, et elles déforment vos croyances pour qu'elles reflètent vos plus grandes peurs.

CONCLUSION

J'espère que ce guide sur les troubles bipolaires vous accompagnera dans votre cheminement vers la guérison. Connaître la différence entre chaque type de trouble bipolaire et ce qu'ils impliquent en termes de symptômes peut vous donner une nouvelle perspective sur ce à quoi vous ou votre proche êtes confronté au quotidien.

En apprenant comment le trouble bipolaire est traité et quelles sont les alternatives pour traiter vos symptômes à la maison, vous pouvez obtenir les outils dont vous avez besoin pour aller de l'avant et améliorer votre bien-être mental et émotionnel.

Le fait de ne pas oublier de soutenir émotionnellement et physiquement votre proche dans ses efforts de guérison peut ouvrir de nouvelles portes dans votre façon de communiquer et de vous lier à lui.

Les conseils et les techniques qui vous ont été fournis pour prévenir les futurs épisodes maniaques et dépressifs ne fonctionneront peut-être pas toujours, mais ils vous permettront d'être beaucoup plus conscient de l'aggravation de vos symptômes et de mieux vous préparer à obtenir l'aide dont vous avez besoin, dès que vous en aurez besoin.

www.ingramcontent.com/pod-product-compliance
Lightning Source LLC
Chambersburg PA
CBHW060258030426
42335CB00014B/1752